Inhalt

Abnehmen am Bauch

Manuel Kruse

Vorwort

Heutzutage möchten sehr viele Menschen fit und gesund durchs Leben gehen und tun sehr viel um dies auch zu erreichen bzw. durchzuziehen. Dies bedeutet nicht, dass Du jeden Tag Sport machen musst.

Vom Vorteil wäre dies natürlich, auch wenn es nur ein- bis zweimal in der Woche ist. Denn selbst das ist besser, als wenn Du überhaupt keinen Sport treiben würdest.

Ein gesunder Lebensstil fängt allerdings vor allen anderen Dingen bei der Ernährung an. Denn egal wie viel Sport Du treibst und wie hart du trainierst. Deine Erfolge werden niemals so groß sein, wenn Du dich dazu nicht auch noch anständig ernährst!

Wenn Du schaffst, deine Ernährung gesund und

ausgewogen zu gestalten, hast Du bereits die halbe Miete geschafft. Treibe dazu noch Sport, bzw. achte auf eine ausreichende Bewegung und Du bist dem Ziel eines gesunden Lebensstils einen gewaltigen Schritt näher gekommen.

Viele Menschen, vielleicht auch Du, haben bereits häufig versucht, Ihren Lebensstil zu ändern und auf sich zu achten. Bei den meisten hält dies allerdings nicht länger als ein paar Wochen an und sie fallen in ihre alten Gewohnheiten zurück.

Das beste Beispiel hierfür sind die sogenannten „Neujahrsvorsätze". Wer kennt es nicht. Das Jahr neigt sich dem Ende zu und wir setzten uns Ziele was wir im nächsten Jahr alles erreichen, ändern oder verbessern wollen.

In Bezug auf den geänderten Lebensstil fängt dies meistens auch gar nicht schlecht an. Die Essgewohnheiten werden umgestellt, die Mitgliedschaft im Fitnessstudio beantragt und wir starten voller Tatendrang ins Training.

Dies geht dann 1-2 oder vielleicht sogar 3 Monate gut. Aber plötzlich verliert man die Motivation, weil die Erfolge nicht so schnell kommen wie man es sich erhofft hat. Man lässt die Ernährung schleifen und der Besuch im Fitnessstudio wird zur Seltenheit. Was ich damit sagen möchte ist, egal wie gut deine Ernährung ist oder egal wie oft Du Sport treibst.

Es bringt Dir auf Dauer gar nichts, wenn Du nicht eine gewisse Disziplin an den Tag legst. Denn ein gesunder Lebensstil heißt nicht, eine kurze Zeit alles zu geben um dann in Form zu sein, nein! Ein gesunder Lebensstil bedeutet, selbst wenn man in Form ist, dies auch beizubehalten und sein Leben in die eigene Hand zu nehmen.

In diesem Buch werde ich Dir zeigen, wie Du dich in Form bringst. Das Hauptaugenmerk werde ich diesmal auf die häufigste Problemzone der meisten Mensch legen. Das Bauchfett.

Ich werde Dir unter anderen auch einen Trainingsplan erstellen wie Du das ungeliebte Bauchfett möglichst schnell und effektiv loswirst. Hier gibt es auch einige kleine Tricks, wie Du das relativ schnell schaffen kannst.

Bedenke allerdings, dass es keinen Trick gibt, der keine Arbeit und Disziplin von Dir verlangt! Denn egal in welchem Bereich, Disziplin ist ein essentieller Bestandteil des Erfolgs. Neben dem Trainingsplan werde ich Dir auch das eine oder andere leckere Rezept verraten mit dem Du garantiert Erfolgreich abnehmen und Muskel aufbauen wirst (vorausgesetzt Du absolvierst das nötige Training dazu).

Den ersten Schritt hast Du bereits mit dem Erwerb dieses Buches gemacht. Das heißt wir können nun mit den weiteren Schritten beginnen um dich in Form zu bringen und diese Form zu halten. Lass uns nun damit starten!

Woran liegt es eigentlich, dass die meisten Menschen besonders Probleme mit einer bestimmten Körperregion haben – und zwar dem Bauchfett?!

Zurückführen kann man dies zum Teil bis zu unseren Vorfahren. Du musst Dir vorstellen, dass unsere Vorfahren nicht wie wir, grenzenlose Vorräte an Essen und Trinken hatten, sondern Tag für Tag auf die Jagd und auf die Suche nach Nahrung gehen mussten. Was hat dies nun mit dem Bauchfett zu tun? Ganz einfach! Das Bauchfett kam schneller als beim restlichen Körper. Mit Hilfe dieses Fettes, hatten unsere Vorfahren ein gewisses Polster wenn es mal eine längere Zeit eine Nahrungsknappheit gab. Sie haben sich damit quasi eine eiserne Reserve geschaffen.

Allerdings ist Bauchfett bzw. allgemein ein fettiger bzw. zu dicker Körper auf Dauer absolut nicht gesund für uns. Denn unser Körper hat viel mehr zu arbeiten und zu tragen wenn ein Übermaß an Gewicht auf ihm liegt.

Zum einen ist es natürlich schlecht für unsere Gelenke da Sie nicht für ein Übergewicht ausgelegt sind. Zum anderen belastet zusätzliches Fett an unserem Körper, unsere Organe und verstopft die Arterien.

Doch übermäßiges Fett bringt nicht nur Körperliche Beschwerden mit sich. Auch die Psychische Gesundheit kann stark unter Übergewicht leiden. Denn ob man es nun gutheißen möchte oder nicht.

Der erste Eindruck eines Menschen wird über sein Aussehen bzw. über sein Erscheinungsbild und Auftreten gewonnen.

Jeder kennt es und hat es mit Sicherheit auch schon selbst einmal erlebt wenn ein Mann bzw. eine Person von guter Statur und Selbstbewusstsein den Raum betritt.

Sie zieht sofort die Blicke auf sich und bewirkt in der Regel, dass die Menschen um einen herum Respektvoll mit einem umgehen und auch auf sich aufmerksam machen möchten. Viele Menschen werden sogar nervös oder unsicher wenn sie einem Menschen begegnen der eine besonders starke und positive Ausstrahlung hat. Er wird als Vorbild gesehen.

Als Person, als die man selbst gern sein würde.

Genauso ist es natürlich auch umgekehrt. Betritt

eine Person den Raum, die absolut keine

Ausstrahlung hat und vermutlich auch noch

körperlich absolut nicht fit ist und eine schlaffe

Haltung an den Tag legt, wird dieser Person in der

Regel wenig bis gar keine Beachtung geschenkt.

Natürlich gibt es hier auch Situationen im Alltag

wo dies nicht zutrifft. Beispielsweise in einem

Geschäft oder beim Arzt wo der Kontakt oder die

Beachtung einer Person absolut notwendig ist.

Geht man aber von der Freizeit aus hat mit

Sicherheit jeder schon einmal eine solche

Situation miterleben können.

Viele Menschen, um nicht zu sagen fast alle, starten völlig falsch in den Traum von einem flachen Bauch. Sie gehen zum Sport, trainieren jeden Tag Bauch und fangen an die Ernährung einigermaßen umzustellen. Alles schön und gut aber ich muss Dir leider sagen, da kannst Du trainieren bis du umfällst und trotzdem wirst Du nicht zu deinem gewünschten Erfolg kommen.

Ich will nicht sagen, es bringt nichts wenn Du viel Bauch trainierst und deine Ernährung umstellt. Schließlich stellst Du dir damit den Grundstein in ein gesünderes und fitteres Leben. Allerdings wirst Du nur damit, dein Bauchfett nicht los. Vermutlich wirst Du Bauchmuskeln aufbauen und insgesamt etwas abnehmen. Dabei musst Du jedoch bedenken, dass Du auch unter einer Fettschicht Muskeln aufbauen kannst.

Für den Traum von einem Fettfreien Bauch ist das
Ziel also nicht unbedingt möglichst viel Bauch
trainieren um Muskeln aufzubauen, sondern das
Fett wegzubekommen. Unter den
Fitnesstreibenden gibt es hier eine kleine
inoffizielle Regel:

ABS ARE MADE IN THE KITCHEN!

Um einen flachen Bauch zu bekommen kommt es
in erster Linie auf eine gesunde und ausgewogene
Ernährung an. Für das Ziel kannst du Dir folgende
Regel im Kopf behalten: 30% Training und 70%
Ernährung.

Dein Training kann noch so hart, noch so oft oder
noch so lang sein. Wenn die Ernährung nicht
stimmt, wirst Du lange auf den Erfolg warten
müssen.

Außerdem darfst Du dich nicht nur auf ein Bauchtraining fokussieren. Der Körper hat unzählige Muskeln die Du nicht vernachlässigen darfst. Denn zu einem gesunden und fitten Körper gehört nicht nur ein flacher Bauch sondern auch ein gesunder Rücken, starke Beine und eine gute Ausdauer.

Das Ausdauer Training solltest Du eigentlich mit als Priorität ansehen, da Du damit nicht nur eine hohe Fettverbrennung erzielen kannst, sondern nebenbei auch noch dein Herz- Kreislaufsystem auf Vordermann bringst. Wie Du ein ausgewogenes Training absolvieren kannst werde ich Dir natürlich im weiteren Verlauf dieses Buches beibringen.

Wenn Du dich nun dazu entschieden hast, Dein Lebensstil zu ändern und endlich fitter zu werden, geht es jetzt um die richtige Zielsetzung. Du solltest dir nämlich nicht zu große Ziele, in zu kurzer Zeit setzen. Ich kann Dir jetzt schon sagen, dass Du es nicht schaffen wirst über Nacht dein Traumziel von einem flachen Bauch oder sogar einem Sixpack zu erreichen.

Das ist aber auch überhaupt nicht schlimm. Ziel ist es schließlich gesund abzunehmen, Muskeln aufzubauen und diese Form dann auch zu halten. Dies ist ein Prozess der vor allem eins von Dir verlangt – Motivation und Disziplin. Wenn Du es selbst nicht wirklich willst, dann wirst Du es auch nicht schaffen!

Du fragst dich jetzt sicher wieso Du dir nicht als Ziel setzen sollst, möglichst schnell zu einem Sixpack zu kommen. Im Grunde genommen ist es natürlich das Ziel, welches Du mit der Zeit erreichen möchtest und auch solltest.

Oftmals habe ich jedoch miterlebt, wie Menschen die Motivation verloren haben weil Sie nicht wie erwartet, innerhalb kürzester Zeit Ihren Traum von einem flachen Bauch verwirklichen konnten. Sie fielen in alte Muster zurück und das Ziel rückte wieder in weite Ferne.

Setzte Dir stattdessen kleine Ziele und versuche diese in Etappen zu erreichen. Und mit kleinen Zielen meine ich wirklich kleine. Setz Dir als Ziel innerhalb von einem Monat, 2 oder 3 kg abzunehmen und Deine Trainingsleistung um ein minimales zu steigern. Schaffst Du dieses Ziel wird Deine Motivation nicht in den Keller fallen.

Setzt Du deinem Ziel sogar noch einen drauf und schaffst mehr, dann wird Deine Motivation garantiert durch die Decke gehen. Ich selbst habe gemerkt wie selbst kleine Erfolge einen beflügeln können und den Ehrgeiz weckt, jetzt noch mal einen draufzulegen.

Also setzte Dir etappenweise Ziele und halte deine Motivation langfristig aufrecht. Ich garantiere Dir, dass der Erfolg dann nicht mehr lange auf sich warten lässt!

Das Ausdauertraining kann man im Prinzip in zwei Arten aufteilen. Zum einen gibt es das Aerobe Training und zum anderen das Anaerobe Training.

Das Aerobe Ausdauertraining:

Bei dieser Art des Trainings geht man es eher gemächlich an. Hierbei verbrauchst Du beim Verbrennen von Kohlenhydraten sehr viel Sauerstoff. Dadurch gewinnst Du Energie für weitere Muskelarbeit. Hierbei spielen die roten Muskelfasern eine große Rolle da sie dabei helfen den Sauerstoff aufzunehmen.

Das Anaerobe Ausdauertraining:

Im Gegensatz zu dem gemächlichen Aeroben
Ausdauertraining gibst Du hier alles. Hierbei
absolvierst Du schnelle und intensive
Trainingseinheiten mit sehr hoher Belastung.
Natürlich braucht der Körper dabei viel mehr
Energie als bei dem Aeroben Training. Wenn Du
also über den Punkt des Aeroben Trainings hinaus
kommst dann wandelt dein Körper den Sauerstoff
mit Milchsäuregärung in Energie um.

Ein gewisser Vorteil bei dem Anaeroben Trainings
ist der Nachbrenneffekt. Dadurch, dass Du deinem
Körper alles abverlangst, arbeitet er selbst nach
dem Training weiter und verbrennt selbst im
Nachhinein noch Kalorien.

Der Körper braucht eine gewisse Zeit um sich wieder komplett runterzufahren.

Um einen optimalen Trainingserfolg zu haben ist es sinnvoll wenn Du diese beiden Trainingsarten miteinander kombinierst. Denn erfolgreich trainieren heißt auch, niemals dein Training zu eintönig zu gestalten. Bringe Abwechslung in dein Training. Der Körper gewöhnt sich schnell an bestimmte Muster. Stelle ihn stets vor neue Herausforderungen um ein optimales Trainingsergebnis zu haben!

Mit dem Anaeroben Training steigerst Du deine Leistung und den Aufbau von Muskeln.

Mit dem Aeroben Training steigerst Du deine Ausdauer und es hilft Dir abzunehmen und Fett zu verbrennen.

Egal welchen Sport Du betreibst. Du solltest immer ein Ausdauertraining in dein Trainingsplan integrieren. Es hilft Dir beim Aufbau von Muskeln, Steigerung der Ausdauer, Fett Verbrennung und für ein gesundes Herz- Kreislaufsystem.

Wie bereits erwähnt ist Training nicht alles. Trotzdem solltest Du dein Training möglichst Abwechslungsreich und Effektiv gestalten. Du darfst dich keinesfalls darauf versteifen nur eine Körperregion zu trainieren, nur weil dies vielleicht deine Problemzone ist.

Abnehmen wirst Du immer, egal welche Körperregion Du trainierst. Muskeln aufbauen wirst du jedoch nur in den Bereichen, die Du auch trainierst.

Ein kleiner Rat an die Frauen: Habt keine Angst vor Gewichten. Ihr werdet nicht in dem Maße Muskeln aufbauen wie Ihr das eventuell bei einigen Männern gesehen habt.

Trainiert mit moderaten Gewichten und baut Muskeln auf, die euch mit Sicherheit nicht männlich, sondern elegant und sexy aussehen lassen!

Um ein ausgewogenes Training umsetzen zu können gibt es mehrere Möglichkeiten. Ich werde Dir noch einen genauen Plan erstellen, mit dem Du Grundsätzlich arbeiten kannst. In diesem Buch werde ich natürlich speziell auf die Bauchmuskeln bzw. auf die Reduktion des Bauchfetts eingehen.

Ich werde Dir aber auch einige Tipps und Vorschläge für den Rest deines Körpers geben.

Zu Beginn eines jeden Trainings ist es absolut notwendig sich richtig aufzuwärmen. Damit beugst Du vor allem Verletzungen vor und kannst im Anschluss mit voller Power in dein Training starten.

Übung	Sätze	Wiederholungen	Pause	Bemerkung
Leichtes joggen	Keine	Keine	Keine	Jogge für ca. 15 min
Kniebeugen	3	10-15	40 Sekunden	Leichtes Gewicht
Bankdrücken	3	10-15	40 Sekunden	Leichtes Gewicht

Achte wirklich darauf, nur mit einem sehr leichten Gewicht zu trainieren. Wir sind in der Aufwärmphase und wollen noch nicht mit dem eigentlichen Training beginnen. Dazu kommen wir jetzt.

Übung	Sätze	Wiederholungen	Pause	Bemerkung
Kreuzheben	3	10-15	40 Sekunden	Gewicht mit jedem Satz steigern. Wenn Du noch keine Erfahrung mit dem Kreuzheben hast,

| | | | | lass Dir am besten von einem Trainier im Studio eine kurze Einführung geben. |
| Sit-Ups | 3 | 10-15 | 40 Sekunden | Es gibt verschiedene Möglichkeiten wie du Sit-Ups ausführe |

				n kannst.*
Crunches hängend	3	10-15	40 Sekunden	An einer Stange hängend, die Knie nach oben ziehen und sie langsam wieder absenken.
Seitliches Körperbrett	4	20-30 Sek. Halten	40 Sekunden	Auf die Seite legen und mit dem Unterarm abstützen

| | | | | . Den Rest des Körpers hochdrüc ken und auf den Fußkante n abstützen . Beide Seiten abwechse lnd. |
| Kniebeu gen | 3 | 10-15 | 40 Sekun den | Gewicht mit jedem Satz steigern. Wenn Du noch |

				keine Erfahrung mit Kniebeug en hast, lass Dir am besten von einem Trainier im Studio eine kurze Einführun g geben.

*Grundübung: Leg dich auf den Rücken und winkle deine Bein an. Strecke deine Arme nach vorne in Richtung deiner Beine. Bewege nun Deinen Oberkörper, mit Blick an die Decke nach oben. Wichtig dabei ist, dass dein Oberkörper nach oben geführt wird, nicht nach vorne! Du folgst mit deinem Oberkörper quasi dem Blick zu Decke

.Es ist nicht nötig, dass Du hunderte Übungen in dein Training einbaust. Viel wichtiger ist es, die Übungen sauber und ordentlich auszuführen. Außerdem ist es genauso wichtig deinen gesamten Rumpf zu stärken. Dies machst Du am besten mit dem Kreuzheben.

Neben dem Rücken, welchen Du damit hauptsächlich stärkst, trainierst Du noch weitere Muskeln wie z.B. deinen Bauch, deine Arme und deine Beine. Wenn Du diese Übung einmal ausführst wirst Du merken, wie viele Muskeln dabei beansprucht werden.

Zu guter Letzt kommen wir zum Abschluss eines jeden Trainings. Um eine Verkürzung der Sehnen und Bänder zu verhindern ist es wichtig, sich nach jedem Training zu dehnen. Du solltest jede Dehnübung für 1-2 Minuten halten. Wenn Du dich zu kurz dehnst ist es nicht effektiv.

Stell Dir die Bänder in deinem Körper wie ein sehr starkes Gummiband vor. Würdest Du jetzt dieses Gummiband kurz in die Länge ziehen würde es sofort wieder in seine Ursprünglich Form zurückkehren. Ziehst Du es aber lang und hältst es für einige Zeit, dann wird das Gummiband weiter werden. Genauso verhält es sich mit den Bändern und Sehnen in deinem Körper.

Übung	Sätze	Wiederholungen	Pause	Bemerkung
Auslaufen	Keine	Keine	Keine	Lockeres auslaufen/ gehen
Beinvorderseite dehnen	Keine	Keine	Keine	Hüftbreiter Stand, abwechselnd links und rechts die Ferse zum Po ziehen
Beinrückseite dehnen	Keine	Keine	Keine	Hüftbreiter Stand, Knie durchgestreckt, Fingerspitzen zum Boden

Brust dehnen	Kei ne	Keine	Kei ne	Arme links und rechts öffnen, Brust rausdrücke n
Bauch dehnen	Kei ne	Keine	Kei ne	Beide Arme nach oben ziehen, Bauch lang machen/st recken

In der Fitnessbranche gibt es zahlreiche Nahrungsergänzungsmittel, die eine Leistungssteigerung bewirken und einen maximalen Muskelwachstum ermöglichen. Man kann allerdings auch ohne Nahrungsergänzungs- mittel sein Ziel von einem trainierten Körper erreichen.

Ich persönlich nehme im Moment nur ein einziges Nahrungsergänzungsmittel – Eiweiß- bzw. Proteinpulver. Der Muskel braucht nämlich besonders eine Sache um wachsen zu können und das ist Eiweiß. In der Regel ist es schwer seinen Eiweißgehalt über normale Nahrungsmittel zu decken.

Zumindest wenn man effektiv Muskeln aufbauen möchte. Ich empfehle eine tägliche Eiweißeinnahme von 1,5 Gramm pro Kilogramm Körpergewicht. Die gilt sowohl für Männer als auch Frauen.

Wann ist der beste Zeitpunkt um Eiweiß zu sich zu nehmen?

Eigentlich solltest Du den ganzen Tag darauf achten genug Eiweiß zu dir zu nehmen. Wenn Du deine Mahlzeiten gut über den Tag verteilst stellst Du sicher, dass deine Muskeln ausreichend mit Proteinen versorgt werden. Vorausgesetzt Du achtest auf eine Eiweißreiche Ernährung.

Die Einnahme von Proteinshakes empfehle ich zweimal täglich. Einmal morgens nach dem Aufstehen, um den Körper nach der langen Fastenzeit schnell wieder mit Nährstoffen zu

versorgen und abends bzw. gleich nach dem
Training. Du kannst den Proteinshake mit Milch
oder Wasser mischen. Ich empfehle dir jedoch
Wasser, da Du zum einen weniger Fett zu dir
nimmst und außerdem ist das Eiweißpulver besser
in Wasser löslich, als in Milch.

Grüner Tee:

Um den Körper zu entschlacken eignet sich grüner Tee besonders gut. Du kannst den Tee natürlich nach Belieben aufpeppen. Zitronen eignen sich hier sehr gut. Du kannst dir natürlich auch eigene Kreationen überlegen. Was Du allerdings nicht in den Tee geben solltest ist Zucker. Wenn Du dem Tee etwas Süße verleihen möchtest, dann nimm am besten etwas Honig.

Matcha Tee:

Matche Tee gehört ebenfalls zu den Grüntee Sorten. Allerdings ist er nicht, wie der normale grüne Tee ein Aufguss, sondern ein Extrakt aus dem ganzen, frischen Teeblatt. Zu Pulver zermahlen lässt er sich ganz einfach zubereiten.

Matcha Tee entschlackt nicht nur, sondern macht auch noch auf gesunde Weise wach, leistungs- und konzentrationsfähig und übt eine wohltuende Wirkung auf den gesamten Stoffwechsel aus.

Blumenkohl:

Blumenkohl ist sehr gesund und lässt sich vielseitig verarbeiten. Egal ob pur oder in einem Gericht verpackt. Leckers ist es immer! Er versorgt deinen Körper mit den wichtigsten Mineralien und Vitaminen und sorgt für einen gesunden Fettstoffwechsel.

Grapefruit:

Die Grapefruit ist nicht nur eine wahre Vitaminbombe, sondern kann dir auch noch dabei helfen abzunehmen. Der Bitterstoff Naringin fördert die Verdauung und regt deinen Stoffwechsel an. Das reichliche Vitamin C macht fit und steigert zudem die Fettverbrennung.

Avocado:

Obwohl Avocados den Ruf haben fette Kalorienbomben zu sein, sagen Experten sogar, dass Avocados beim Fettabbau helfen können. Bei den Fetten in der Avocado handelt es sich nämlich um ungesättigte Fettsäuren. Dem Fettabbau haben wir dem Enzym Lipase zu verdanken.

Es steuert die Fettverbrennung während der

Verdauung und im Fettgewebe und soll das

Speichern vom Fett der Avocado verhindern.

Zudem hält der Verzehr einer Avocado ziemlich

lange satt.

Außerdem versorgt die Avocado den Körper mit

vielen wichtigen Vitaminen und Mineralstoffen.

Zucchini Lasagne

Zutaten für 2 Portionen

Zwei Zucchinis

250g Rinderhackfleisch

Eine Dose Tomatenstücke

Ein Esslöffel Tomatenmark

Eine Gemüsezwiebel

Zwei Knoblauchzehen

Vier Esslöffel geriebenen Käse (fettarm)

Ein Esslöffel getrockneten Oregano

Ein Esslöffel scharfes Paprikapulver

Ein Esslöffel Chiliflocken

Ein Esslöffel getrockneten Basilikum

Salz & Pfeffer

Ein Esslöffel Curry

Zwei Esslöffel Mandelmus

Zubereitung

1. Den Ofen auf 200°C vorheizen.

2. Nun die Zucchini waschen und die Enden abscheiden. Schneide die Zuchhini in dünne Streifen, ca. 0,5 cm dick. Bestreue sie mit ein wenig Salz.

3. Schäle die Zwiebel und den Knoblauch. Schneide beides in kleine Würfel. Brate nun die Zwiebel in einer Pfanne an bis sie glasig werden. Dazu brauchst Du kein Öl. Wasser oder Brühe ist genauso gut geeignet. Gib nun das Hackfleisch hinzu und brate es bei mittlerer Hitze, bis es vollkommen durchgebraten ist. Dabei immer wieder umrühren.

4. Würze das Fleisch nun mit ein wenig Salz, Pfeffer, Tomatenmark, Basilikum, Chiliflocken, Curry, Oregano, den stückigen Tomaten und dem scharfen Paprikapulver. Nimm die Pfanne von der Herdplatte, wenn Du alles gut miteinander vermischt hast.

5. Gib zwei Esslöffel Mandelmus mit dem Wasser in eine Schale und würze das Ganze mit einer Prise Salz und Pfeffer.

6. Stell Dir eine Auflaufform bereit und leg den Boden mit Zucchinistreifen aus. Gib darauf eine Schicht der Hack – Tomatensoße. Die dritte Schicht machst du mit der Mandelmusmischung.

7. Gib zwei bis drei Esslöffel über die die Lasagne. Nun legst Du wieder eine Schicht aus Zucchini und darauf noch einmal die

Hack – Tomatensoße usw. Bestreue die Lasagne abschließend mit dem Käse, die Menge an Käse ist dir selbst überlassen. Wenn noch etwas von der Mandelmus-Mischung übriggeblieben ist, verteile sie über der Lasagne.

8. Backe die Lasagne etwa 20 Minuten bis sie eine leckere goldbraune Farbe hat.

9. Fertig ist die Zucchini Lasagne.

Guten Appetit!

Zutaten für 1 Portion

125g Hähnchenbrustfilet
Eine Handvoll Brokkoli
Eine Handvoll grüne Bohnen
Eine Handvoll Zuckerschoten
Ein Teelöffel Chiliflocken
Salz & Pfeffer
Ein Esslöffel Rapsöl

Zubereitung

1. Wasche das Hähnchenfilet vorsichtig ab und schneide es in kleine Stücke. Putze den Brokkoli und schneide ihn in kleine Stückchen. Wasche nun die Zuckerschoten und schneide sie in dünne Streifen. Putze die Bohnen und schneide sie in Hälften.

2. Erhitze das Öl in einer Pfanne und brate das Fleisch darin an. Anschließend den Chili hinzufügen und mit etwas Salz und Pfeffer

abschmecken. Nun nimmst Du das Fleisch
aus der Pfanne.

3. Gib das Gemüse in die noch heiße Pfanne
   und füge ca. 150ml Wasser und etwas Salz
   hinzu. Auf mittlerer Stufe ca. 10 Minuten
   mit Deckel garen bis das Gemüse weich
   aber noch bissfest ist.

4. Richte nun das Gemüse und das Hähnchen
   zusammen auf einen Teller an.

Guten Appetit!

Zutaten für 2 Portionen

Ein Hähnchenbrustfilet

Ein Esslöffel Olivenöl

Eine Avocado

Ein Ei

Vier Esslöffel Magerquark (0,1% Fett)

Ein Esslöffel Senf

Ein Teelöffel Essig

Ein Teelöffel Curry

Eine Prise Petersilie

Salz & Pfeffer

Zubereitung

1. Wasche zuerst die Hähnchenbrustfilets und schneide sie dann in dünne Streifen.

2. Brate das Hähnchen mit etwas Olivenöl in
   einer Pfanne goldbraun an.

3. Für die Mayonnaise schneidest Du das Ei in
   kleine Stücke. Gib nun den Magerquark
   zusammen mit dem Ei, dem Senf, dem Essig
   und dem Curry in ein Gefäß und püriere das
   Ganze mit einem Stabmixer. Nun noch die
   Mayonnaise mit etwas Salz und Pfeffer
   abschmecken.

4. Nimm die Hähnchenstreifen aus der Pfanne
   und lasse sie kurz abkühlen.

5. In der Zwischenzeit die Avocado schälen.
   Entferne den Kern und schneide kleine
   dünne Streifen daraus.

6. Gib nun im Wechsel ein paar Hähnchenstreifen und die Avocado in kleine Schalen. Fülle zum Schluss mit der leichten Mayonnaise auf.

7. Mit Petersilie kannst Du das Ganze noch ein wenig dekorieren.

8. Fertig ist der Hähnchen Avocado Salat.

Guten Appetit!

Hähnchenbrustfilet auf Rucola Salat

Zutaten für 1 Portion

Zwei Handvoll Rucola

250g Hähnchenbrustfilet

Vier Strauchtomaten

Zwei Esslöffel Balsamico Essig (dunkel)

Salz & Pfeffer

Eine Prise Zimt

Eine Prise gemahlenen Kreuzkümmel

Zwei Teelöffel Curry

Drei Esslöffel Tomatenmark

Eine halbe Zwiebel

Ein Esslöffel Sonnenblumenöl

Zubereitung

1. Wasche die Tomaten und den Feldsalat gut ab.

2. Schneide die Hähnchenbrust in kleine Stücke. Erhitze das Öl in einer beschichteten Pfanne und gib das Hähnchen hinzu. Würze es mit dem Zimt, dem Tomatenmark, Curry und einer Prise Cumin. Nun gibst Du einen Schuss Wasser hinzu! Schmecke das Hähnchen mit etwas Salz und Pfeffer ab.

3. Schneide die Tomaten in kleine Stücke und entferne dabei den Strunk.

4. Schäle die Zwiebel, halbiere sie und schneide sie dann in feine Ringe.

5. Nun gibst Du den Feldsalat mit den Tomaten und den Zwiebeln auf einen Teller und legst das Hähnchen oben drauf.

6. Würze alles mit etwas Salz und
    frischgemahlenem Pfeffer und verleihe dem
    Salat mit zwei Esslöffel Balsamico Essig noch
    mehr Geschmack.

7. Schon ist das Hähnchenbrustfilet auf Rucola
    Salat fertig. **Guten Appetit!**

Mediterraner Salat mit Steak

Zutaten für 1 Person

Eine Handvoll Rucola

Acht Cocktailtomaten

Ein Drittel Gurke

250g Rindersteak

Ein Esslöffel Olivenöl

Salz & Pfeffer

Zubereitung

1. Wasche zunächst den Rucola und trockne ihn dann.

2. Wasche die Tomaten ab und halbiere sie.

3. Wasche die Gurke und schneide sie in kleine Würfel. Mische dann den Rucola und das frische Gemüse gut durch und serviere das Ganze auf einem Teller.

4. Brate das Rindersteak für etwa drei bis fünf
    Minuten pro Seite an.

5. Den Salat und das Steak mit ein wenig
    Pfeffer & Salz würzen und den Salat mit
    etwas Öl anreichern.

6. Fertig ist der Mediterrane Salat mit
    leckerem Steak.

    Guten Appetit!

Zutaten für 1 Person

Zwei Hähnchenbrustfilets

Eine rote Zwiebel

Eine gelbe Paprika

Eine rote Paprika

Eine grüne Paprika

Eine Limette

Ein Esslöffel Honig

Eine Chilischote

Eine Knoblauchzehe

Zwei Esslöffel Sonnenblumenöl

150ml Gemüsebrühe

Ein Teelöffel Curry

Ein Teelöffel Paprikapulver (scharf)

Eine Messerspitze Kümmel

Zubereitung

1. Schäle die Zwiebel und halbiere sie der Länge nach. Nun schneidest Du die Hälften in dünne Scheiben.

2. Wasche die Paprika gründlich, entkerne sie und schneide sie dann wie die Zwiebel in dünne Scheiben.

3. Nun schälst Du die Knoblauchzehe und reibst sie fein. Wasche jetzt die Chilischote und schneide sie in dünne Ringe.

4. Halbiere die Limette, presse die beiden Hälften aus und fange den Saft auf.

5. Schneide das Hühnchen in dünne Streifen und gib es zusammen mit dem Curry, Limettensaft, Honig, Paprikapulver, Kümmel, Öl, Chili und Knoblauch in eine Schüssel. Vermenge alles gründlich und lass es dann für etwa 10 Minuten lang stehen, damit der Geschmack gut in das Fleisch einziehen kann.

6. Erhitze eine Pfanne mit etwas Öl. Wenn die Pfanne heiß ist, gibst Du das marinierte Hähnchen hinzu. Brate das Hähnchen für etwa 5 Minuten an und wende das Fleisch währenddessen.

7. Nun gibst Du das Gemüse und 150ml Gemüsebrühe hinzu. Lass das Ganze für ca. 10 Minuten garen. Jetzt kannst Du Dein Essen servieren und genießen!

Guten Appetit!

Zutaten für 2 Personen

250g Hähnchenbrustfilet

Vier Esslöffel Sojasauce (ohne Zusätze)

Zwei Messerspitzen Samba Oelek

Zwei rote Paprikas

150ml Wasser

Zwei Teelöffel Curry

Vier Teelöffel Tomatenmark

Zwei Esslöffel Saure Sahne

Prise Salz

Zwei Knoblauchzehen

etwas frischen Koriander

Zubereitung

1. Die Hähnchenbrust in dünne Streifen
   schneiden und die Sojasauce mit dem
   Samba Oelek verrühren. Die

Hähnchenbruststreifen darin mindestens
für 10 Minuten marinieren.

2. Das Gemüse putzen, evtl. schälen und klein
schneiden.

3. Nun eine beschichtete Pfanne heiß werden
lassen und die Hähnchenbrust zusammen
mit der Marinade darin unter Rühren
anbraten.

4. Das geputzte Gemüse dazugeben und etwas
mitdünsten. Nun das Tomatenmark und das
Currypulver dazugeben und mit Wasser
ablöschen.

5. Saure Sahne hinzugeben und bis zur
gewünschten Konsistenz die Paprika
köcheln lassen.

6. Den Knoblauch pressen und zugeben. Mit
    etwas Salz würzen.

7. Den Koriander waschen, hacken und über
    das Curry geben.

Guten Appetit!

Zutaten für 1 Portion

Ein Bund Brokkoli

Drei Eier

40ml fettarme Kuhmilch

Zwei Esslöffel Rapsöl

Salz & Pfeffer

Zubereitung

1. Putze den Brokkoli und teil ihn in kleine Röschen auf.

2. Bringe in einem Topf gesalzenes Wasser zum Kochen. Gib nun den Brokkoli hinein und lasse ihn für ung. 5 Minuten kochen.

3. Verrühre währenddessen die Eier mit der Milch sowie etwas Salz und Pfeffer in einer Schüssel.

4. Erhitze nun das Rapsöl in der Pfanne und gib den Brokkoli hinzu. Brate den Brokkoli für ca. 3 Minuten an.

5. Gib die Masse aus Mich und Eiern über den Brokkoli. Lass das Omelette bei schwacher Hitze fest werden.

Guten Appetit!

Zutaten für 2 Portionen

Vier Zucchinis

250g Garnele (ohne Kopf und Schale)

Salz & Pfeffer

Curry

Zwei Knoblauchzehen

Eine Zwiebel

Zwei Esslöffel Olivenöl

Eine frische Chilischote

Zubereitung

1. Die Zucchini gut waschen und die Enden
    entfernen. Die Zucchini mit einem
    Spiralschneider in lange, dünne Streifen
    schneiden.

2. Den Knoblauch schälen und fein reiben.
   Dann die Zwiebel schälen und in kleine
   Würfel schneiden. Die Chili waschen und
   ebenfalls fein schneiden.

3. Das Öl in einer Pfanne erhitzen und die
   Garnelen, Chili und die Zwiebel darin kurz
   anbraten. Nach ca. 2 Minuten gibst Du den
   Knoblauch hinzu. Alles gut braten bis die
   Garnelen fast durchgegart sind.

4. Anschließend die Zucchini-Spaghetti für
   etwa zwei bis drei Minuten mit in die
   Pfanne geben. Mit ein wenig Wasser
   ablöschen und alles mit etwas Salz und
   Pfeffer würzen. Die Zucchini-Spaghetti
   sollten noch bissfest und nicht zu weich
   sein.

5. Zucchini-Spaghetti mit den Garnelen auf
   einem Teller anrichten.

Guten Appetit!

Zutaten für 2 Portion

250g Hähnchenbrustfilet

Zwei Zucchini

Eine rote Zwiebel

Eine gelbe Paprika

Eine rote Paprika

Drei Esslöffel Paprikamark

Drei Esslöffel Tomatenmark

Zubereitung

1. Das Hähnchenbrustfilet in kleine Stücke schneiden.

2. Die Zucchini waschen und die Enden entfernen. Nun die Paprika waschen und entkernen. Zwiebel schälen. Zucchini,

Paprikas und Zwiebel ebenfalls in kleine
Stücke schneiden.

3. Das Fleisch und das Gemüse in eine
    Schüssel geben und mit dem Paprika- und
    Tomatenmark, sowie drei Esslöffel Wasser
    vermischen. Nach Geschmack mit Chili
    würzen. Etwas Salzen und pfeffern.

4. Anschließend das Fleisch und das Gemüse
    abwechselnd auf Holzspießen drapieren.

5. Die Spieße auf einen heißen Grill legen und
    das Fleisch durchgaren. Dabei ab und zu
    wenden.

Guten Appetit!

Wenn Du dein Ziel von einem flachen Bauch endlich erreicht hast, gilt es dies auch möglichst gut und lange zu halten. Da kommen wir wieder zu dem Punkt der Disziplin und dem Durchhaltevermögen. Nur weil Du jetzt in Form bist heißt es nicht, dass Du dich ausruhen und wieder in alte Gewohnheiten zurückkehren kannst. Wenn Du in Form bleiben willst musst Du natürlich auch jeden Tag etwas dafür tun. Dazu gehört eine ausreichende Bewegung und eine ausgewogene Ernährung.

Dabei solltest Du natürlich immer ein gesundes Mittelmaß finden. Wenn Du nicht ein sportliches Ziel in Wettkampfklassen erreichen möchtest, solltest Du nicht durchgehend mit Maximalleistung trainieren. Genauso wichtig ist es, deinen Körper die nötige Ruhe zu geben die er braucht um sich ausreichend erholen zu können.

Wenn Du deine Form einfach nur halten möchtest, sollte es vollkommen ausreichen wenn Du etwa dreimal die Woche zum Sport gehst, bzw. ein Training absolvierst. Wenn Du mal keine Zeit hast ins Fitnessstudio zu gehen, kannst Du natürlich genauso gut ein Homeworkout absolvieren.

Es gibt natürlich auch viele andere Sportarten mit denen Du dich fit halten kannst. Wenn Du erst einmal den richtigen Sport für dich persönlich gefunden hast, wo Du Spaß dran hast, dann wird es für dich auch kein Problem mehr mit der regelmäßigen Bewegung geben.

Und eines solltest Du dir nimmer vor Augen halten. Auch wenn Du mal keine Lust auf ein Training hast oder mal wieder keine Zeit für ein anständiges Workout. Egal wie kurz dein Training auch ausfällt. Selbst ein 15 Minütiges Training ist besser als überhaupt kein Training!

Noch schwerer als die regelmäßige Bewegung ist für die meisten wahrscheinlich die Ernährung. Dies ist jedoch der wichtigste Faktor wenn es darum geht, deinen Körper in Form zu halten.

Ich weiß selbst, dass es viel zu viele Verlockungen
gibt denen man nicht immer wiederstehen kann.
Sollst Du auch gar nicht! Gönne Dir ab und zu mal
einfach das worauf Du Lust hast. Solange es nicht
wieder zur Gewohnheit wird und Du auf eine
ausreichende Bewegung achtest, ist das
überhaupt kein Problem.

Bist Du hier angekommen, solltest Du genug wissen, um dein Bauchfett erfolgreich loszuwerden und deinen Körper für den nächsten Sommer in Form zu bekommen und dies auch zu halten.

Setzte Dir nicht ein großes Ziel mit der Gefahr es nicht in der gewünschten kurzen Zeit, die Du dir vorstellst, umzusetzen. Setzte Dir viele kleine Ziele und motiviere dich mit deren erreichen selbst.

Ich habe Dir in diesem Buch ein Trainingsplan erstellt mit dessen Grundlage Du erfolgreich abnehmen und Muskeln aufbauen wirst. Du solltest mit der Zeit dein Training jedoch variieren und deinem Körper ständig neue reize und Herausforderungen geben.

Es gibt Unmengen an Übungen und Trainingsmöglichkeiten. Natürlich bist Du auch selbst dazu aufgefordert dein Horizont zu erweitern und dein Training stetig zu verbessern.

Also worauf wartest Du! Mach das Beste aus Dir und deinem Körper.

Be the best version of you!

Vielen Dank für dein Vertrauen.

Manuel Kruse